I0439725

PRIMEROS AUXILIOS EN LA GRANJA

Tratamientos naturales y convencionales

By
Alfred L. Anduze
And
Ferdinand Rivera Villalba

Primeros auxilios en la granja
TRATAMIENTOS NATURALES Y CONVENCIONALES

Copyright © 2017 Alfred L. Anduze.

All rights reserved. No part of this book may be used or reproduced by any means, graphic, electronic, or mechanical, including photocopying, recording, taping or by any information storage retrieval system without the written permission of the author except in the case of brief quotations embodied in critical articles and reviews.

iUniverse books may be ordered through booksellers or by contacting:

iUniverse
1663 Liberty Drive
Bloomington, IN 47403
www.iuniverse.com
1-800-Authors (1-800-288-4677)

Because of the dynamic nature of the Internet, any web addresses or links contained in this book may have changed since publication and may no longer be valid. The views expressed in this work are solely those of the author and do not necessarily reflect the views of the publisher, and the publisher hereby disclaims any responsibility for them.

Any people depicted in stock imagery provided by Thinkstock are models,
and such images are being used for illustrative purposes only.
Certain stock imagery © Thinkstock.

ISBN: 978-1-5320-3406-0 (sc)
ISBN: 978-1-5320-3407-7 (e)

Library of Congress Control Number: 2017917376

Print information available on the last page.

iUniverse rev. date: 11/08/2017

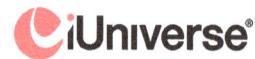

Reconocimientos (Guias de emergencias)
Johnson & Johnson. First Aid: The Power to Heal
Miller & Thompson (Eds.).
Reader's Digest: Handbook of First Aid [Selecciones: Manual de primeros auxilios]
Saluan Farm manual de salud natural
Ilustraciones por Jaye Thompson
Traducción por Liselie Soto

Números de emergencias

Ambulancia 911_____
Doctor   _____
Centro de Control de Envenenamientos 1 800 222 1222
Hospital   _____
Policía   _____
Bomberos   _____
Compañía eléctrica o de gas   _____
Prevención del Suicidio   1 800 273 8255
Violencia Domestica   1 800 273 8255

Contents

Introducción

Los primeros auxilios es la atención médica de emergencia que se presta antes de que llegue el cuidado profesional. En la mayoría de los casos es suficiente para la recuperación completa. En algunos casos es esencial para la estabilización mientras llega asistencia médica completa. ¿Por qué la granja? A menudo, estas se encuentran en áreas remotas, lejos de instalaciones médicas adecuadas, con alta exposición al sol, insectos, reptiles, plantas venenosas, viento, polvo y temperaturas variables. Las actividades agrícolas son altamente susceptibles a accidentes debido al uso de herramientas, maquinaria, cuidado de animales, terreno difícil y el uso de materiales de limpieza que pueden conducir a una mayor incidencia de infecciones de bacteria, virus, hongos y parásitos. El propósito de este libro es proporcionar una guía fácil y rápida para el reconocimiento y tratamiento de condiciones de emergencia básicas que se pueden encontrar en una granja en los trópicos.

* Además de los tratamientos y medicamentos convencionales, este libro sugiere tratamientos naturales utilizando productos que pueden estar presentes en la granja y los bosques circundantes.

El Dr. Ferdinand Rivera Villalba es un podólogo practicante en la ciudad de Mayagüez y agricultor experimentado en Maricao, Puerto Rico.

El Dr. Alfred Lee Anduze es un oftalmólogo jubilado, especialista en plantas medicinales, y granjero, en Maricao, Puerto Rico.

El Sr. Jaye Thompson es un estudiante de diseño gráfico en la Universidad de Delaware, EE.UU.

Botiquín básico de primeros auxilios

A. Materiales:

Vendajes adhesivos estériles (varios tamaños)
Vendajes de gasa antiadherentes
Esparadrapo
Compresas absorbentes
Toallitas antisépticas
Compresas adherentes (tiritas)
Rollo de vendaje
Banda de frio instantáneo
Almohadilla de calor
Compresas de gasa estéril
Cierres de mariposa
Tijeras
Termómetro oral
Cabestrillo de brazo o paño rectangular
Pinzas (plástico)
Aplicadores o hisopos de algodón (estériles)
Almohadillas oculares
Manta
Muletas

B. Limpiadores:

Jabón líquido antibacteriano en dispensador
Solución o toallitas antisépticas,
Almohadillas de alcohol,
Peróxido de hidrógeno 3% (agua oxigenada)
Hamamélis (Agua maravilla)
Colirio estéril / agua salina
Guantes (sin látex)

C. Medicamentos: Externos

Ungüento antibiótico	(bacitracina, polisporina, neomicina)
Hierbas antibióticas	(aceite de * caléndula, látexde papaya, estragón, tomillo, verbena)
Crema de sábila	(tratamiento para quemaduras y picaduras)
Árnica o curia	(magulladura, tratamiento de contusión)
Hidrocortisona 2,5% ungüento	(control de la inflamación y alivio de la picazón)
Sulfadiazina de plata 1% crema	(tratamiento para quemaduras)
Limoncillo, geraniol o aceite de neem	(repelente de insectos)
Aceite de eucalipto o poleo	(tratamiento de mordeduras de insectos)
Tintura de milenrama	(control de sangrado)Aceite de árbol de té, miconazol o clotrimazol (tratamiento fúngico)
Lidocaína / alcohol etílico, aceite de ortiga	(picaduras y erupción alérgica)
Corticoides, loción de calamina, aceite de noni	(alivio de la picazón),
Crema muscular mentolada o frotación, árnica	(tensión muscular, esguince,
Clavo de olor	(dolor de muelas y antibiótico)
Crema de difenhidramina	(alivio antihistamínico para la erupción de la
Bicarbonato de sodio	(tratamiento de mordeduras de insectos)
Artemisia, anamú, albahaca, manzanilla	(Antiviral para resfriados y gripe)

* Los aceites para uso tópico se pueden preparar hirviendo y mezclando   ingredientes naturales con aceite base de oliva, semilla de uva o de canola.

Interno:

Epinefrina dosis única, 1: 1000, (0,3%) 1 cc. (Jeringa precargada) Epi-pen	
Comprimidos sublinguales de epinefrina 40 mg.	(Reacción alérgica grave)
Aspirina, acetaminofén,	(fiebre aguda y alivio del dolor)
Cúrcuma	(inflamación crónica y analgésico)
Jarabe de ipecac	(intoxicación aguda, inducir el vómito)
Antiácido, jengibre, manzanilla	(indigestión, alivio de la náusea)
Cápsulas de difenhidramina 25 mg,	(reacción alérgica)
Hierbas antivirales	(artemisia, albahaca, anamú, manzanilla, limoncillo, menta

Prevención básica de accidentes:

Tenga en cuenta el comportamientos y condiciones inseguras al operar equipo y usar herramientas; vista ropa de trabajo y utilice equipo de protección adecuado cuando indicado; siga instrucciones; manténgase seco y vista adecuadamente para todas las actividades; esté al tanto de factores ambientales y tome las debidas precauciones.

Condición / evaluación / tratamiento:

Condición /... ¿Qué hacer en caso de ésta situación?

Existen tres categorías de lesiones o enfermedades. Los padecimientos leves son auto-limitados y generalmente sanan con cuidado y en tiempo mínimo. Las condiciones moderadas pueden ser tratadas en el sitio. Algunas pueden necesitar atención médica adicional y serán designadas como * buscar atención médica. Las situaciones graves constituyen una amenaza para la vida y serán designadas como ** buscar ayuda médica, facilidades médicas requeridas.

Evalúe el problema y comience el tratamiento.

A. Leve:

(Temporalmente incapacitante, auto-limitada)

1. Demasiado caliente: Deshidratación:

a. Agotamiento por calor:　　piel fría, húmeda, o pegajosa, cansancio

Coloque a la persona en un lugar fresco y sombreado, eleve los pies, aplique paños húmedos y frescos a la piel, dé a beber agua fresca.

b. Golpe de calor: piel caliente, enrojecida, seca, con o sin fiebre

(Acueste a la persona en un área fresca y sombreada, aplique agua fría o compresas de hielo en el cuello.)

* Buscar atención médica inmediatamente

2. Demasiado frío:

a. Hipotermia: baja temperatura corporal, temblores, somnolencia, entumecimiento

Mueva la persona a un área caliente, vista con ropa seca y cálida, envuelva en mantas o toallas, puede envolver a la persona para añadir calor corporal directo, use una fogata o calor de vehículo motor, consuma bebidas calientes no alcohólicas con electrolitos,

* Buscar atención médica inmediatamente

b. Congelación: el área se vuelve blanca y entumecida,

Caliente la zona afectada con ropa o agua tibia, cubra con vendas tibias y estériles

* Buscar atención médica inmediatamente

3. Problemas digestivos

a. Dolor de estómago / indigestión: (té natural de jengibre, manzanilla, hierbabuena, menta, cayena, anamú o salvia, o cualquier combinación de estas hierbas.)

b. Estreñimiento: (cáscara sagrada, Metamucil, psilio, sábila, canela) + Ciruelas: 1-2 para comenzar, luego ½ taza de jugo de ciruela de 3 a 4 veces al día hasta que se alivie. También manzanas para la estimulación del intestino por la fibra.
c. Diarrea: (té negro, té de curia (Tilo) Jugo de guayaba, hojas de garbanzo en un té y mavi bebida como astringentes para contener las heces y detener la diarrea.

4. Infecciones:

A. Bacterianas: un entorno agrícola puede conducir a una mayor exposición y susceptibilidad a organismos infecciosos. Ejemplo: La leptospirosis es una enfermedad bacteriana contraída a través del contacto con alimentos, agua o suelo contaminado con orina de animales infectados.

Síntomas persistentes de fiebre alta, escalofríos, dolor de cabeza, ojos rojos, dolor de estómago, diarrea y vómitos de más de 3 días, debe * buscar ayuda médica

B.	Virales: Los resfriados y la gripe se deben principalmente a virus y son autolimitados: (Los síntomas se tratan mejor con una mayor ingesta de agua / líquidos / y té natural: Mezcle cualquier combinación de hojas de frambuesa, hierbabuena, jengibre, romero, diente de león, anamú, artemisia, ajo, albahaca o limoncillo.

Los antibióticos no se deben tomar para los resfriados virales. Para dolor de garganta, haga gárgaras con vinagre de cidra de manzanas tibio.

C.	Hongos: Muchos organismos invasores residen en áreas cálidas y húmedas como lo son las plantas viejas, muertas y materia arbórea en descomposición. Infecciones de los pies, la entrepierna, las axilas, el cabello y las orejas son comunes y se pueden evitar lavando bien estas áreas con agua tibia y jabón y secando bien. Las implicaciones de leves a moderadas, responden al aceite de árbol de té, al miconazol y cremas o pomadas de clotrimazol.

5. Erupción cutánea:

Reacción alérgica a (plantas, polen, hierba, mohos, productos químicos, humo, alimentos (nueces, cacahuetes, mangos, tomates, leche, soja, trigo, huevos, crustáceos, caspa de animales): apariencia rojiza repentina, piel caliente, picazón, formación de ampollas y pápulas (externas.)

Trate la alergia aguda (leve): compresa fría, aplique un ungüento de hidrocortisona o aceite de ortiga o gelatina de sábila fresca. Si es moderado, tome 25 mg de Benadryl oral y una taza de té de manzanilla; si es severo (hinchazón extensa, dificultad para respirar, debilidad), ponga a la víctima a acostarse boca arriba, abra vía respiratoria, compruebe los signos vitales, administre una tableta sublingual de epinefrina (debajo de la lengua), o una inyección Epi-pen. (Véase anafilaxia)

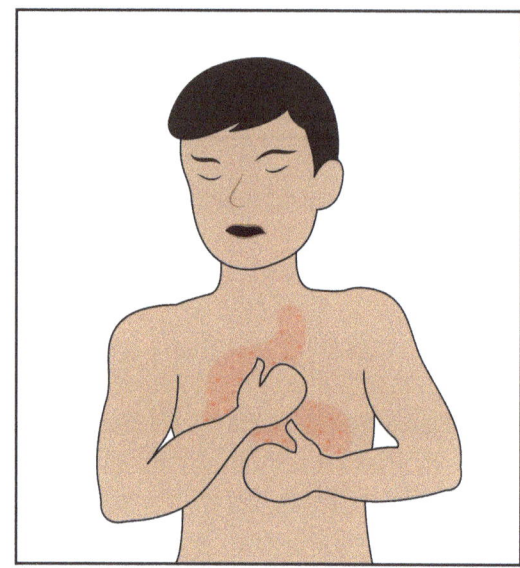

Figura 1. Erupción cutánea.

6. Trauma superficial:

Cortes y raspaduras... en un ambiente tropical la infección es de alto riesgo debido a la humedad, el calor, las corrientes de aire calientes o frías: Ninguna lesión es insignificante (lave con agua y jabón) aplique agua oxigenada, ungüento antibiótico, gelatina de sábila, curita opcional; Las infecciones leves a moderadas pueden responder a aplicaciones de aceites naturales de canela, látex de papaya y caléndula, noni, neem.

Dolor por accidente o enfermedad aguda: Para las extremidades, use compresas de hielo, aplique presión y elevación. Para inflamación (caliente y rojo) y esguinces, puede tomar aspirina. Para el dolor, fiebre, dolor de cabeza y dolor de muelas, el paracetamol puede ser más eficaz. Para dolor muscular, tendones y articulaciones, aplique una compresa húmeda y tibia. Aplique agua tibia con sal a llagas abiertas, lesiones genitales y anales antes de aplicar los antibióticos naturales arriba mencionados.

B. Moderado: (amenaza de extremidades u órganos, posible infección)

Tratamiento general de heridas (antisepsia... desinfección... esterilización)
Limpiar, cubrir, proteger, prevenir infección, promover la curación

1. Absceso: no cubrir; Limpie con toallitas de alcohol, aplique compresas calientes,
* Buscar atención médica para el drenaje si no mejora en 24 horas

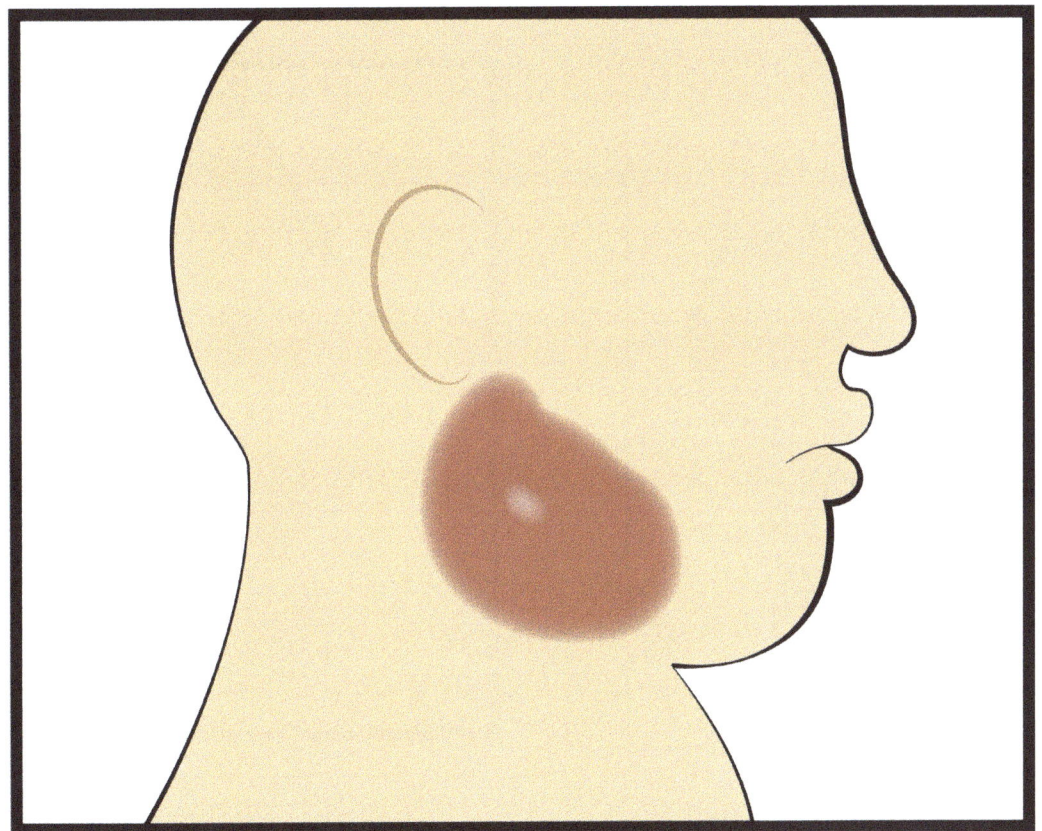

Figura 2. Absceso.

7. Abrasiones

Piel raspada, zona roja amplia

Lave con agua y jabón, aplique agua oxigenada y pomada antibiótica o aceite de caléndula, cubra con gasa estéril, inspeccione y cambie la gasa a menudo.

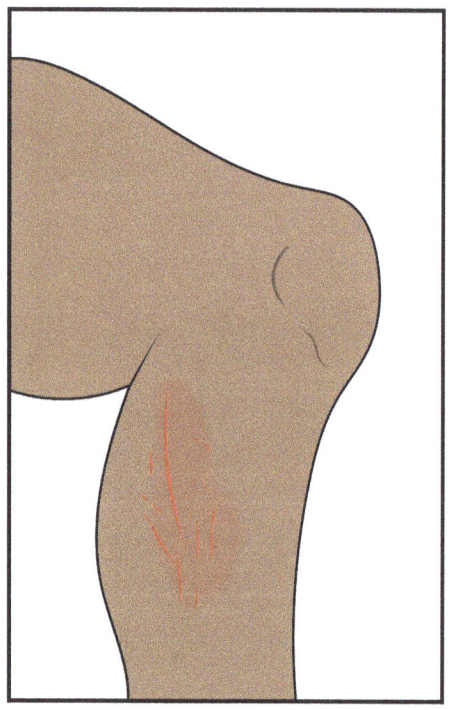

Figura 3. Rasguños

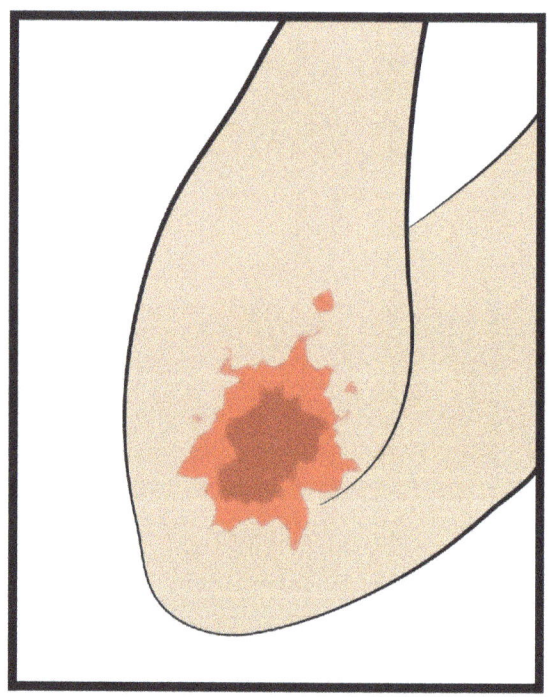

Figura 4. Codo con raspadura

8. Contusiones:

Piel intacta, lesión en el tejido blando; moretón; piel descolorida (ruptura de capilares sanguíneos), aplique compresas frías varias veces al día (no directamente sobre la piel) durante 1-2 días para constreñir los vasos sanguíneos y la inflamación, a continuación, aplique compresas calientes o un paño húmedo tibio para promover el flujo sanguíneo y la curación. También, se puede aplicar solución de Hamamélis, árnica o curia para reducir la hinchazón y acelerar la curación.

* Busque ayuda médica si no hay mejoría después de 3 días. Evite la aspirina y el ibuprofeno y otros anticoagulantes.

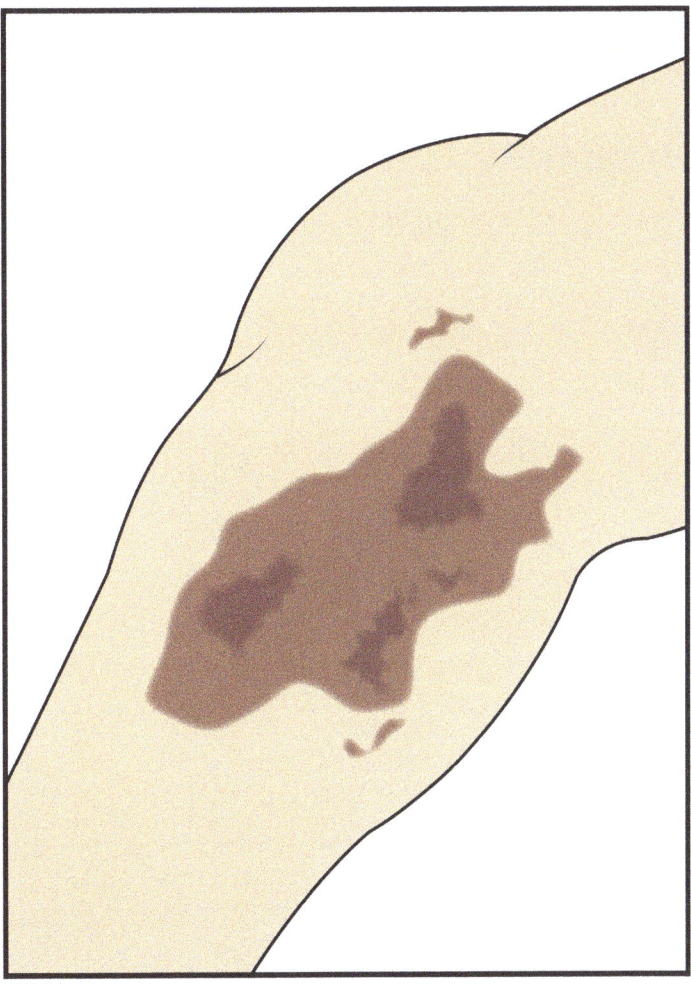

Figura 5. Moretón en la pantorrilla.

9. Mordeduras y picaduras

A. Mosquitos, sanguíneos, moscas, pulgas, garrapatas, chinches, hormigas…
Prevención de picaduras:

1. Permanezca en interiores al anochecer
2. Lleve ropa holgada, mangas largas, pantalones dentro de los   calcetines,
3. Evite las telas blancas o negras (atracción)
4. Ventilador exterior o permanezca en una zona ventilada
5. Repelente natural de insectos con geraniol, aceite de neem,   limoncillo, melisa o toronjil, canela, hierba gatera,

Tratamiento: Después de mordedura: aplique aceite de sábila con vitamina E, aceite de árbol de té, albahaca, limoncillo, menta, noni, eucalipto, poleo, aceites de soja para la piel.

B. Abeja, avispa y ciempiés: dolor e hinchazón inmediata.

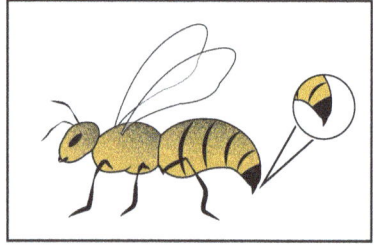
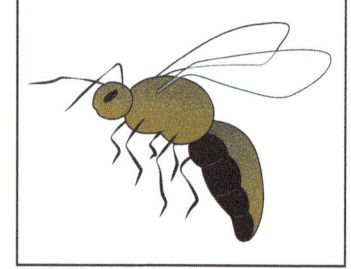
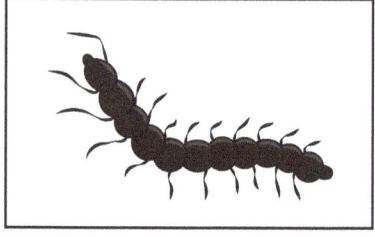

Figura 6. Avispa.   *Figura 7.* Abeja.   *Figura 8* Ciempiés.

Trate de quitar el aguijón raspando hacia afuera; no apriete o puede liberar más veneno, lave el área con agua y jabón, aplique una compresa fría (sin hielo) para reducir la hinchazón; aplique Cortaid, una crema de hidrocortisona o loción de calamina para la picazón y el dolor; si es grave, sumerja el área en agua fría con bicarbonato de sodio; tome una cápsulas de 25 mg de Benadryl si es de moderado a severo; no frote ni rasque o la picazón y el dolor empeorarán…

Para las picaduras de garrapatas, intente removerla intacta. Agarre todo el cuerpo y la cabeza con las pinzas y tire suavemente para desengancharlo. Póngalo en una bolsa plástica con cierre en caso de síntomas. Si aparecen erupciones, escalofríos y fiebre alrededor del lugar de la mordedura, busque ayuda médica.

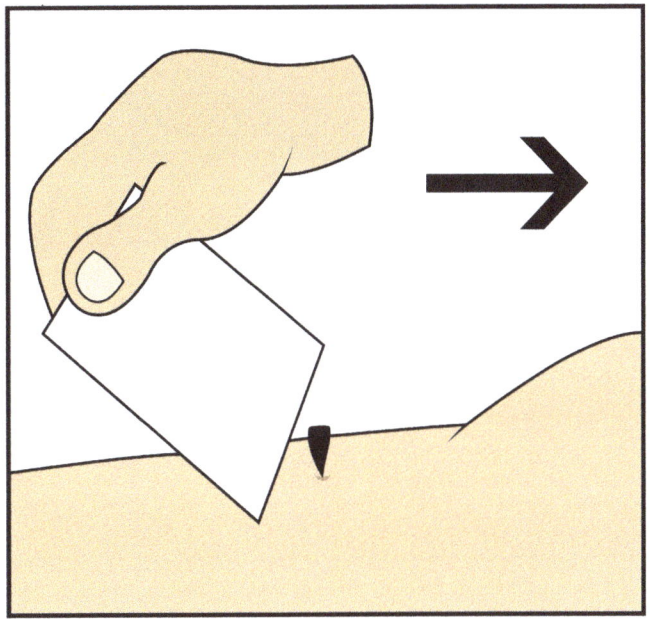

Figura 9. Remoción de ponzoña con tarjeta.

C. Araña: no hay dolor inicial, el enrojecimiento y el picor se desarrollan gradualmente. Temprano: trate el picor con hidrocortisona tópica o loción de calamina, y compresas frías para frenar la propagación del veneno. Tardío, sí aparece úlcera dolorosa, utilice compresa caliente y crema antibiótica.
Esté atento a la reacción anafiláctica.

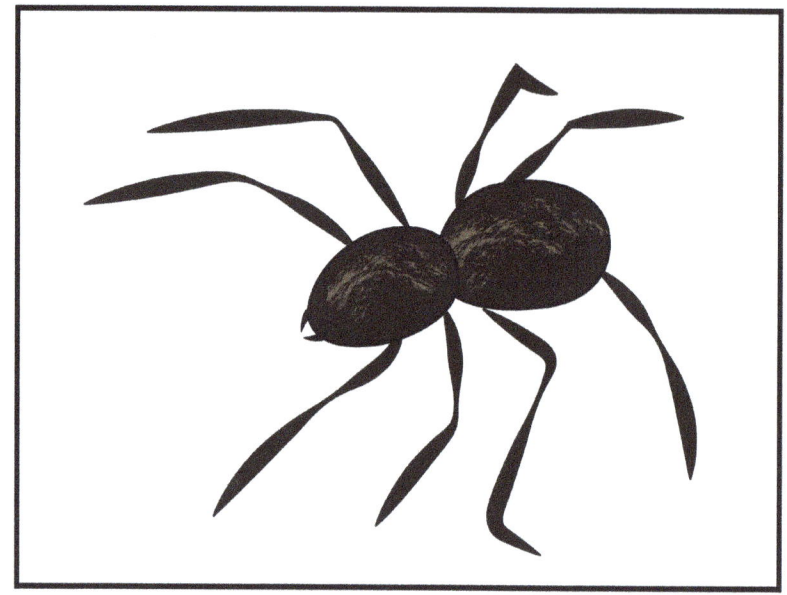

Figura 10. Araña.

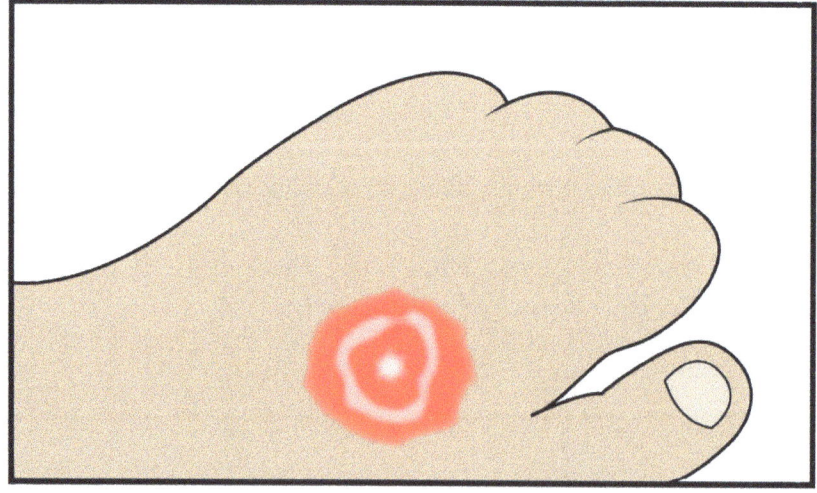

Figura 11. Picada de araña en pie úlcera con pústula.

Anafilaxia: reacción severa a las picaduras, mordeduras, venenos, drogas, toxinas químicas o alimenticias… inicio súbito de la hinchazón, enrojecimiento, erupción cutánea (urticaria), debilidad, náuseas, vómitos, mareos, dificultad para respirar, tos, sibilancia o falta de aliento … administrar Epi-Pen auto inyectable al muslo o parte superior del brazo o dar un comprimido de epinefrina debajo de la lengua (absorción más rápida). * Llamar y pedir ayuda médica inmediatamente, envolver en una manta para inducir la sudoración que podría eliminar toxinas a través de los poros.

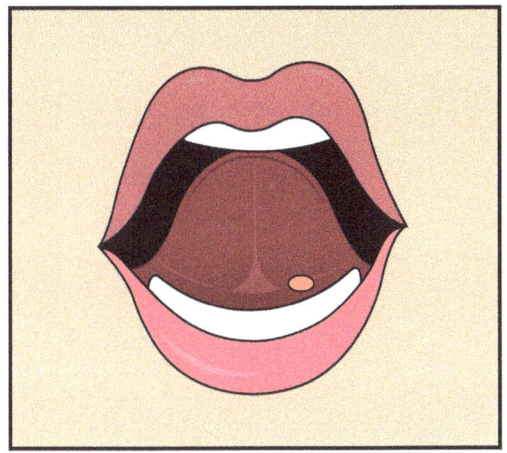

*Figura 12.*Tableta sublingual (boca abierta, labios rojos).

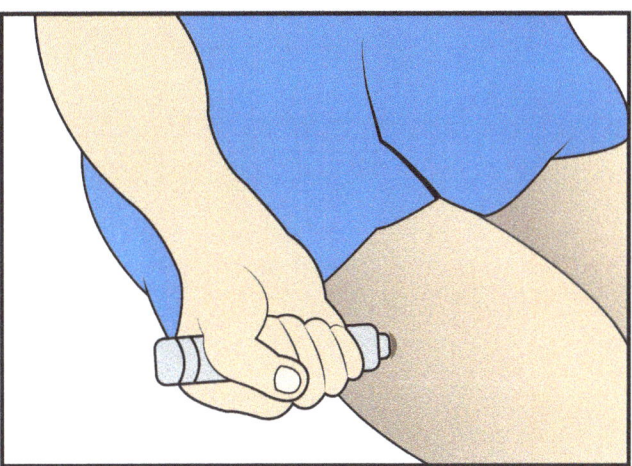

Figura 13. Epi-Pen al muslo.

10. Objetos empalados

A. **Astilla:** si es pequeña con extremo sobresaliente, (utilice pinzas para sacar y aplique agua oxigenada) si es profundo (aplique agua oxigenada, remueva con aguja calentada y aplique agua oxigenada y pomada antibiótica después de la remoción) si es difícil, *buscar atención médica.

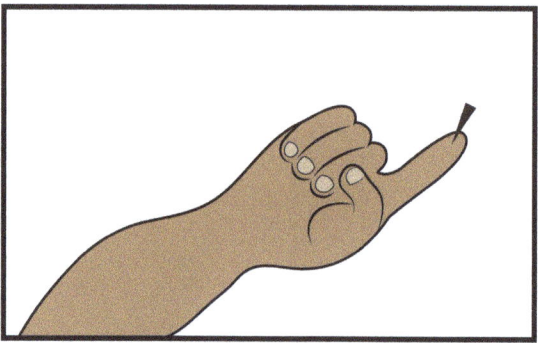

Figura 14. Astilla en dedo.

B. **Objeto grande** / penetración y protuberancia: no remueva; controle la hemorragia, estabilice con vendaje grueso, *buscar atención médica.

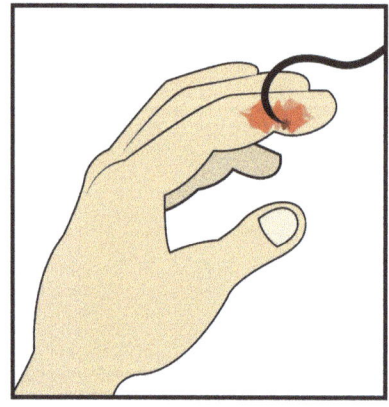 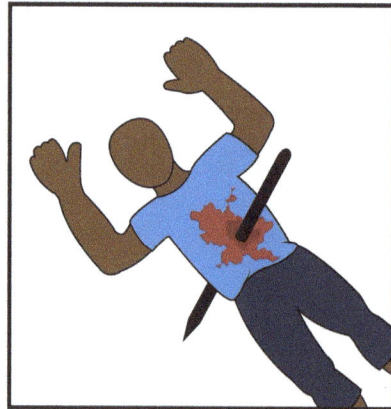

Figura 15. Gancho en dedo.   *Figura 16.* Cuerpo ensartado con estaca.

11. Herida abierta:

Aplicar presión para controlar el sangrado, elevar área por encima del nivel del corazón.

A. Laceración:
Corte, piel rota, pérdida de piel

(Lave con agua y jabón, toallitas de alcohol, toallitas antisépticas, controle el sangrado, aplique presión directa en la herida con paño o gasa limpia; aplique tintura de milenrama empapada en una gasa para la coagulación, no retire la gasa empapada, añada gasa nueva y aplique más presión hasta que deje de sangrar... a continuación, aplique un vendaje estéril.

(Herida pequeña, cerrada) Aplique peróxido para la antisepsia, desinfección, esterilización, paquete o compresa caliente, ungüento antibiótico o aceite de caléndula, cubrir con vendaje.

(Herida grande, abierta) Eleve la parte del miembro o cuerpo, aplique compresa fría para reducir el dolor y la hinchazón, presione para el sangrado, ponga tiras de cáscara de papaya fresca con látex sobre la herida; utilice cierre de mariposa si abierta; aplique vendaje de presión si el sangrado continua, sí persiste el sangrado o si la herida permanece abierta,

* buscar atención médica.

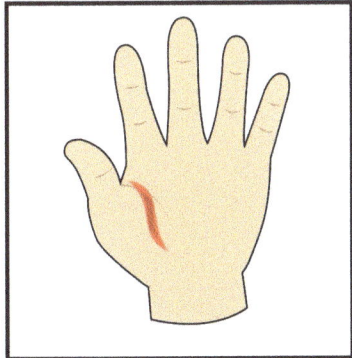 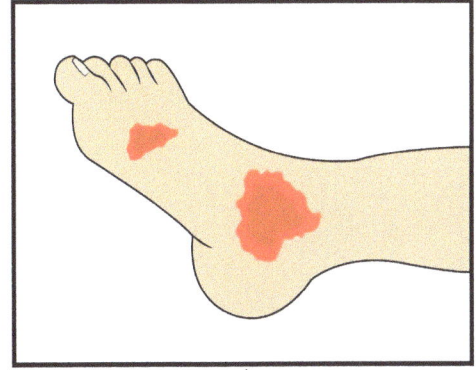

Figura 17. Laceración de la mano   *Figura 18.* Avulsiones en el pie

B. Quemaduras

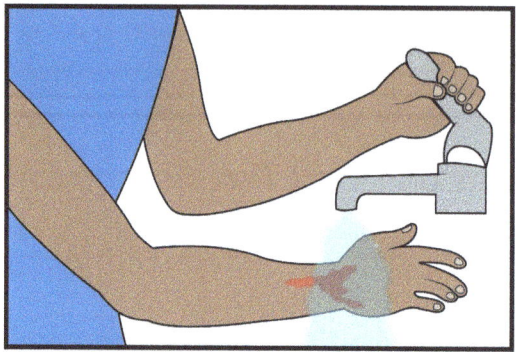

Figura 19. Quemadura 1º grado
1º grado: superficial de la piel, dolor leve, enrojecimiento
(Lave suavemente, aplique crema o aceite de sábila, acetaminofén para el dolor)

2º grado: piel roja, inflamada / húmeda, considerable dolor
(Enjuague en agua fría X 15-30 minutos, aplique compresa fría (no de hielo), no rompa las ampollas, limpie con agua y jabón suave y seque con palmaditas y con gasa estéril, aplique antibiótico o crema de sulfadiazina de plata o aceite de caléndula (no utilice mantequilla ni aerosoles ya que estos atrapan el calor) aplique vendaje suelto si la piel está rota, no cinta adhesiva. Si el vendaje se pega a la piel, aplique agua caliente para liberarlo; no circunde la extremidad (necesita buena circulación)

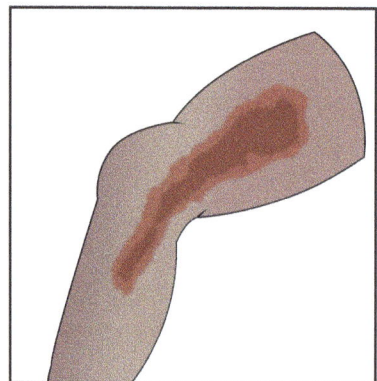

Figura 20. Quemadura de segundo grado de pierna

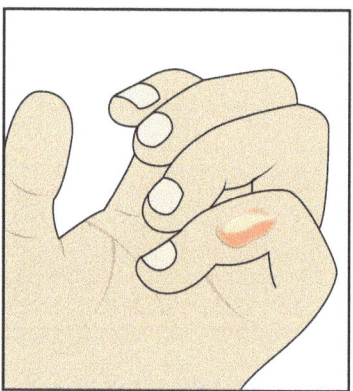

Figura 21. Ampolla de segundo grado en dedo

3er grado: destrucción del tejido profundo con aspecto seco, blanco o carbonizado, poco o ningún dolor (Limpie con agua y jabón, remueva la piel muerta y suelta con pinzas estériles)... * Buscar atención médica, necesita hospitalización, fluidos intravenosos con suplementos nutricionales, y posible injerto de piel)

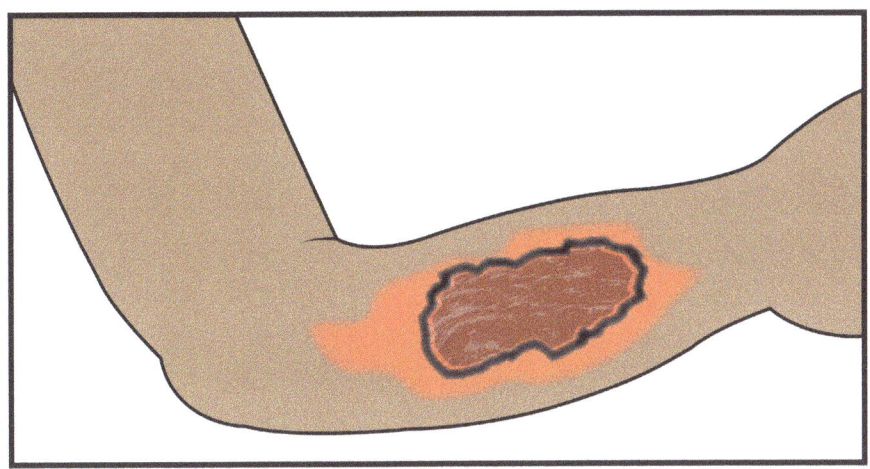

Figura 22. Quemadura de 3er grado en brazo.

Quemadura eléctrica: Nunca se acerque a la víctima hasta asegurarse que el equipo está apagado...
* Llamar al equipo de rescate de emergencia y a la compañía eléctrica inmediatamente

C. Lesión de los ojos:

Cuerpo extraño, polvo, contusión, material vegetal.

No frote... enjuague con colirio para eliminar polvo o materia extraña, coloque compresas húmedas y frías sobre ambos ojos,

* Buscar atención médica, parche el ojo afectado durante la transportación.

Quemadura del ojo: (química) conozca el nombre de la sustancia química. Los álcalis, como el amoníaco y cloro son más peligrosos que los ácidos: (Enjuague con agua corriente fría durante 15-30 minutos, a continuación, utilice un colirio o solución salina por minuto durante 5-10 minutos adicionales. Cubra ambos ojos para reducir el movimiento ocular. * Buscar atención médica

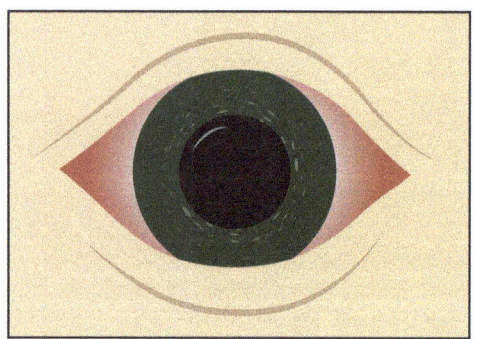

Figura 23. Ojo rojo.

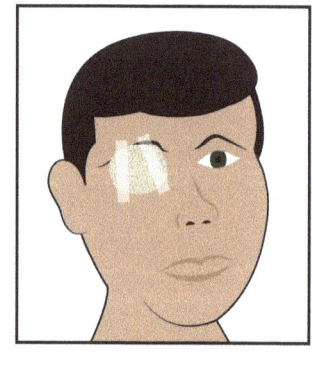

Figura 24. Parcho de ojo.

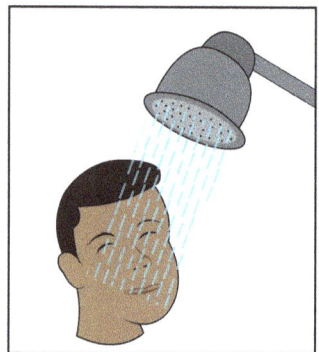

Figura 25. Ducha de lavado de ojos.

Penetración de cuerpo extraño en ojo: entrada de objeto en el globo ocular o rotura debido a traumatismo.

No enjuague, parche ambos ojos y busque ayuda médica inmediatamente.

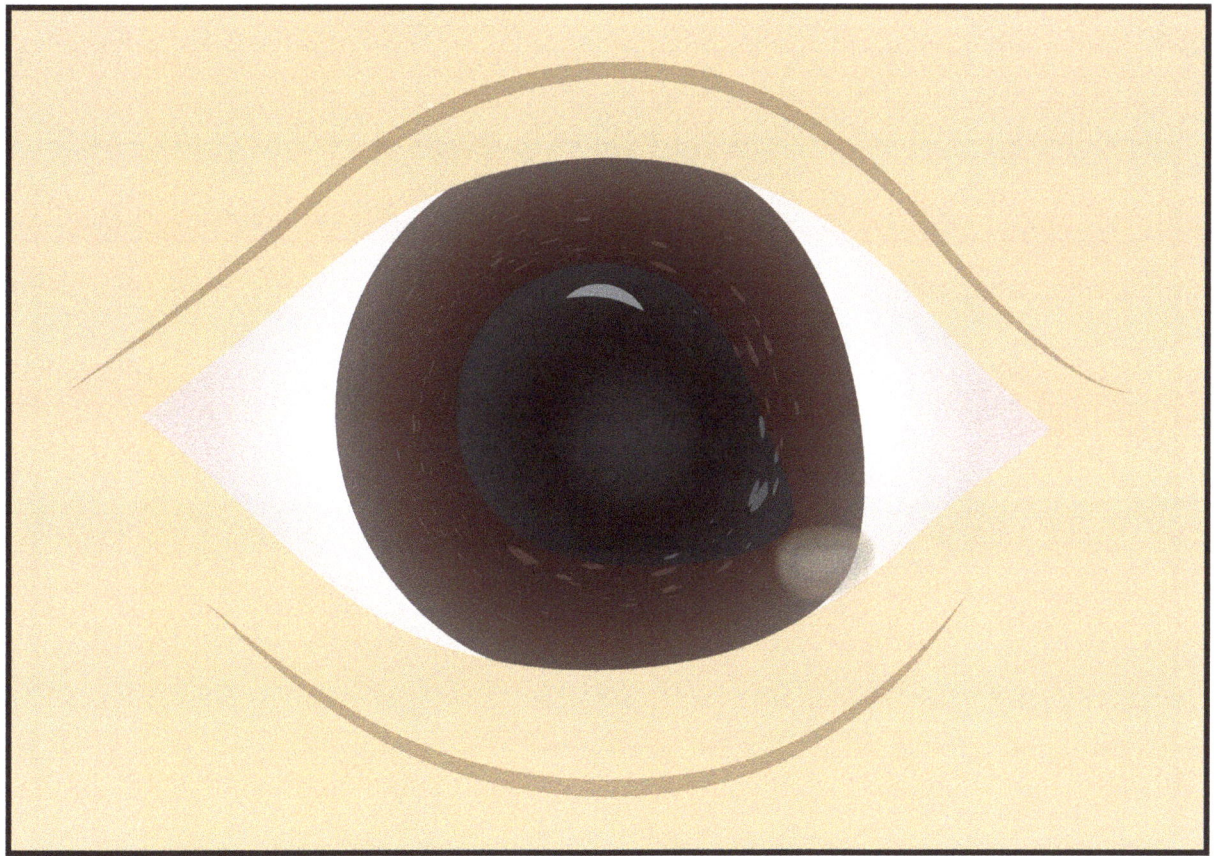

Figura 26. Cuerpo extraño en el ojo

D. Lesiones de boca y dientes:

Dolor de muelas: mastique un clavo de especie como analgésico temporal. Penetración labial, punción de la lengua, perdida de diente / dientes... Limpiar las vías respiratorias, insertar una gasa estéril fría para controlar el sangrado, muerda para la presión, si es necesario, aplique tintura de milenrama, mastique un clavo de especie como analgesia temporal; aplicar una pomada antibiótica y un nuevo apósito estéril, * buscar atención dental

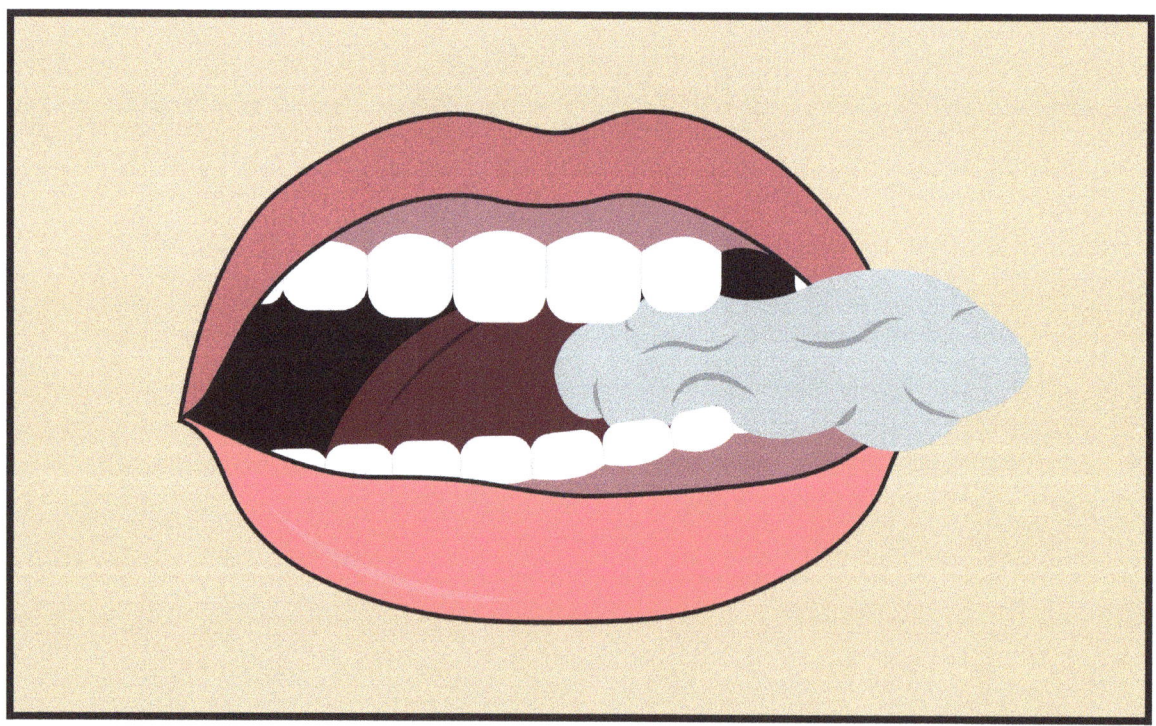

Figura 27. Lesión de boca, diente.

E. Mordeduras de animales: Evaluar la situación

Aplique presión para detener el sangrado, lave con agua y jabón, limpie con toallitas antisépticas y aplique peróxido y después antibiótico, a continuación vendaje estéril.
* Buscar atención médica para posible rabia o la inoculación del tétanos

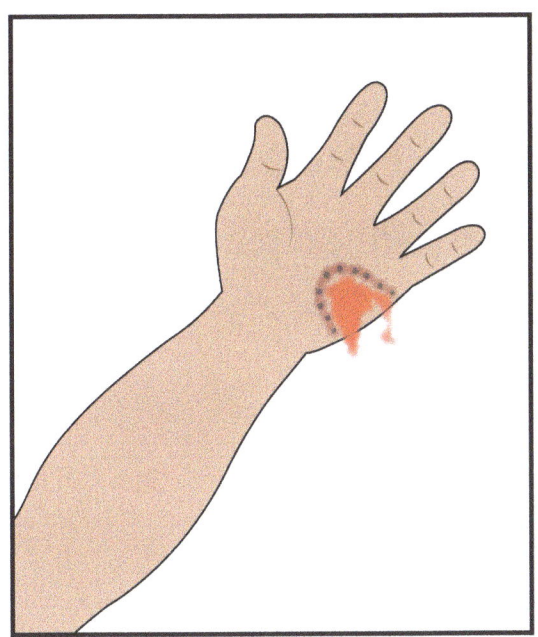

Figura 28. Mano con mordedura animal

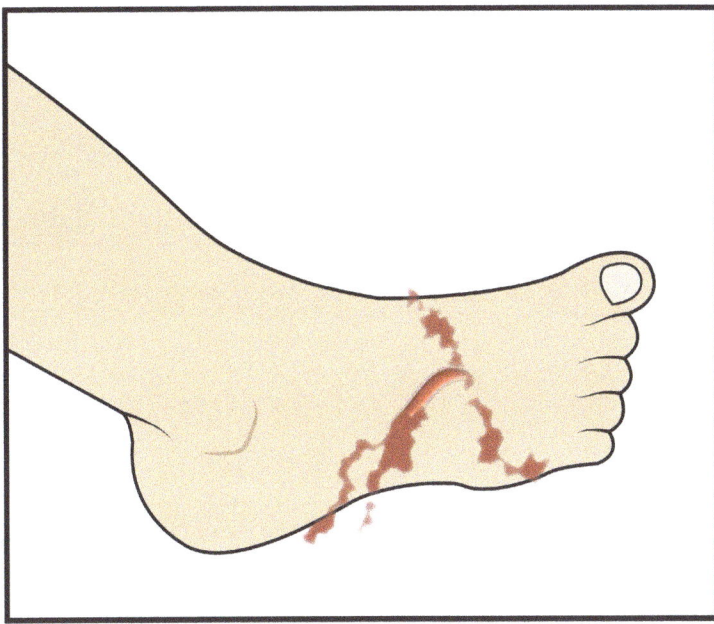

Figura 29. Pie con mordedura animal

F. Punción:

2 heridas abiertas, entrada y salida (miembro), entrada en un órgano (ojo), exposición ósea (cuero cabelludo pericráneo, extremidad) ** buscar atención médica

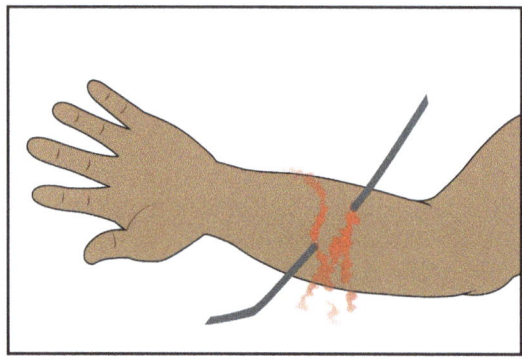

Figura 30. Herida de punción de antebrazo.

G. Amputación:

Observe la parte del cuerpo, de ser posible, guárdelo y llévelo a la sala de emergencias, condicioné el tiempo desde el incidente, detenga el sangrado con elevación, aplique presión fuerte directa con un paño o un vendaje pesado X 15 minutos, compruebe si hay choque.

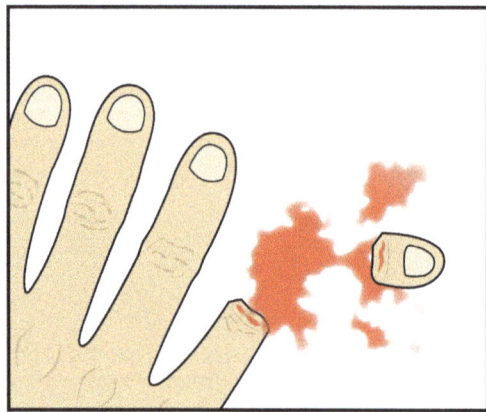

Figura 31. Punta del dedo pequeño amputada
** buscar atención médica

12. Herida cerrada:

Verifique si hay una posible hemorragia interna y daños a órganos:
1. Aturdimiento, mareos, desmayos, (pérdida de sangre)
2. Empeoramiento de dolor abdominal (hígado o bazo)
3. Aparición de una gran superficie de piel de color morado oscuro (hemorragia, hematoma, equimosis)
4. Hinchazón, opresión y dolor en una extremidad o parte del cuerpo
5. Dolor de cabeza y pérdida de la conciencia (cerebro)

A. Esguince muscular:

Estiramiento o pequeño desgarre en el músculo o tendón (cuello, espalda, muslo).

(Aplique hielo, árnica, eleve y descanso)

B. Desgarro muscular:

Rotura parcial o completa de los ligamentos y tejidos de la articulación (tobillo, rodilla, muñeca, dedos) (aplique hielo, eleve, busque atención médica (diagnóstico de rayos X / MRI si la hinchazón y el dolor persisten más de 24 horas sin mejora)

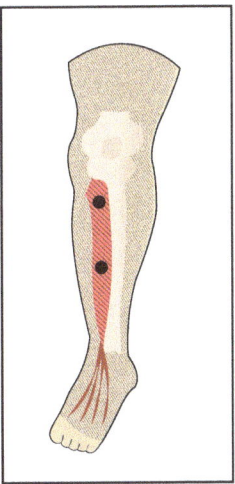

Figura 31. Desgarre del
musculo de la pierna

C. **Calambre:**

Contracción repentina y dolorosa de los músculos causada por la fatiga, la deshidratación, y la tensión... (Masajee, aplique paquete caliente, eleve, hidrate)

D. **Articulación dislocada:**

Use abrazadera para inmovilizar la articulación; Aplique hielo; ** buscar ayuda médica

E. **Fractura:**

Hueso roto, astillado o fragmentado ... inmovilice y aplique abrazadera, no trate de realinear, aplique compresa fría o paquete de hielo envuelto en tela (no directamente sobre la piel), eleve el área lesionada por encima del nivel del corazón; tome medidas para choque si inminente ** buscar atención médica

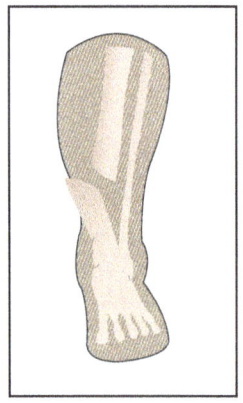

Figura 32. Fractura de tibia.

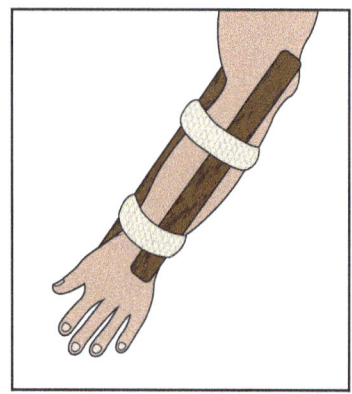

Figura 33. Antebrazo y abrazadera.

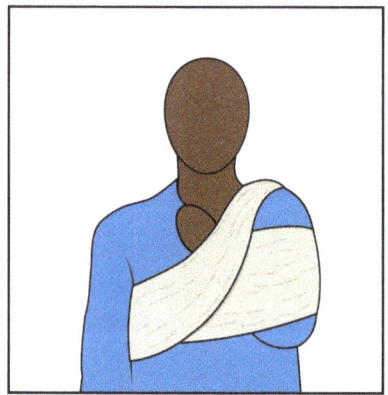

Figura 34. Brazo izquierdo en cabestrillo.

F. **Lesión por aplastamiento:**

Impacto con equipo pesado, accidente automovilístico, caída grave, patada de animal grande, colisión (Inmovilice, aplique compresa fría y mojada, de haber miembro involucrado, eleve para nivelar por encima del corazón)

** buscar inmediatamente ayuda médica

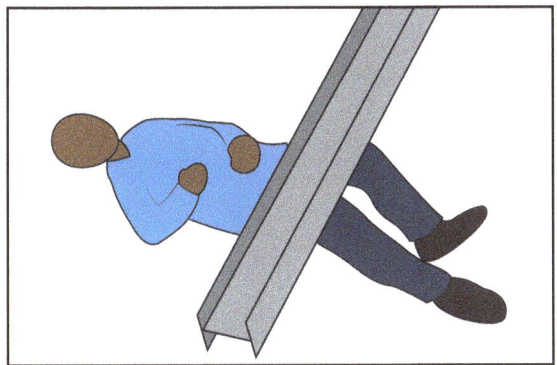

Figura 35. Lesión corporal por aplastamiento / viga de acero.

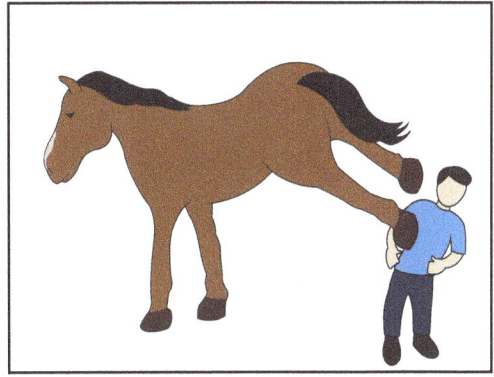

Figura 36. Patada de caballo al cuerpo.

Nota: Las infecciones con fiebre (sepsis, infecciones de la sangre, neumonía, infección renal, gastritis) dolor de cabeza, debido a lesión grave puede ser insensible a los tratamientos tópicos u orales y requerirá hospitalización.

** De existir alguna duda, busque atención médica

C. Grave: (amenaza la vida)

13. Respiración / dificultad respiratoria / ataque cardíaco...

Verifique el ABC (Abrir **vía** respiratoria, Buena respiración, Circulación)
Dificultad respiratoria: Incline la cabeza hacia atrás, levante el mentón, revise la respiración. Si no respira, cierre la nariz con los dedos, coloque la boca sobre la boca de la víctima, dé 2 soplos de respiración suaves, verifique si el pecho sube, repita 12 veces, compruebe la respiración cada 5-10 segundos; Controle el pulso colocando las puntas de los dedos al lado de la manzana de Adán a lo largo de la depresión del cuello o en la muñeca justo debajo de la base del pulgar, si tiene pulso pero no respira entonces continué la respiración de rescate; Si no hay pulso y no respira,

** llame para ayuda médica (911) y comience la RCP.

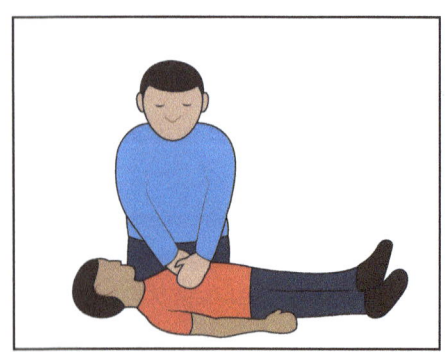

Figura 37. Compresión torácica

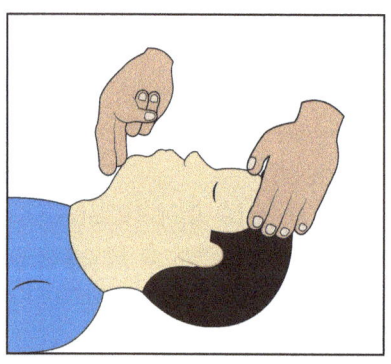

Figura 38. Abrir vía respiratoria

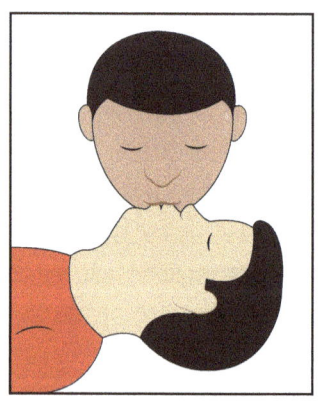

Figura 39. Respiración boca a boca

RCP Básico: (Reanimación Cardiopulmonar)
Infante: Coloque dos puntas de los dedos de una mano en el centro del pecho en el esternón; Empuje el pecho hacia abajo 1 1/2 pulgadas y deje subir completamente; Repita 30 veces, luego cubra la nariz y la boca del infante con su boca y dé 2 respiraciones suaves, observe el pecho subir, repita la secuencia 3 veces por minuto.

Adulto: Compresión: coloque la base de la mano en el centro del pecho de la víctima, ponga la otra mano encima de la primera con los dedos entrelazados, mantenga los brazos rectos con los hombros sobre las manos; Presione el pecho hacia abajo 2 pulgadas y deje subir por completo, luego, aplique 30 nuevas compresiones, después cierre la nariz de la víctima con los dedos, cubra la boca con su boca y dé 2 respiraciones (observe el pecho subir y bajar), repita 30 compresiones después dé 2 respiraciones (secuencia completa 3 veces por minuto), hasta que llegue la ayuda o la víctima reviva.

DEA: (Desfibrilador Externo Automático). (Requiere algún entrenamiento). Utilice si la víctima no responde, no respira, no tiene pulso. Encienda, coloque los electrodos: el derecho entre el pezón y la clavícula, el izquierdo, fuera del área del pezón justo debajo de la axila; Presione el botón de análisis, el dispositivo dirá cuando emitir el choque.

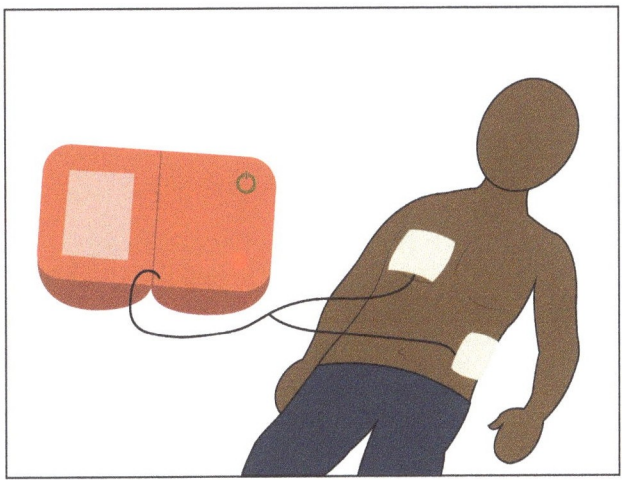

Figura 40. Desfibrilador externo automático conectado al pecho

14. Choque / ataque de ansiedad / Anafilaxis (reacción alérgica grave):

Debido a lesiones graves, pérdida de sangre, picaduras o mordeduras múltiples, intoxicación, reacción a medicamentos o sobredosis, reacción alimenticia, reacción química peligrosa: Síntomas: irritabilidad repentina, pulso rápido y débil, respiración rápida y sibilancias; Piel ceniza, fresca y húmeda; Sed excesiva, náuseas y vómitos, somnolencia, pérdida del conocimiento...

** Llame inmediatamente a un médico;

Elevar las piernas, tranquilizar y descansar cómodamente, controlar cualquier sangrado externo, nada para comer o beber.

15. Asfixia:

Si está inconsciente, ** pida ayuda médica.

A. Bebé: coloque al bebé boca abajo en el regazo con la cabeza más baja que el pecho, manténgalo firme utilizando el antebrazo y realice 4 golpes rápidos pero ligeros en la espalda entre los omóplatos... si no funciona, gire al bebé boca arriba en el regazo, coloque dos dedos por encima del ombligo debajo de las costillas y presione hacía el abdomen; repita en rápida sucesión... si no funciona, comience la respiración de rescate.

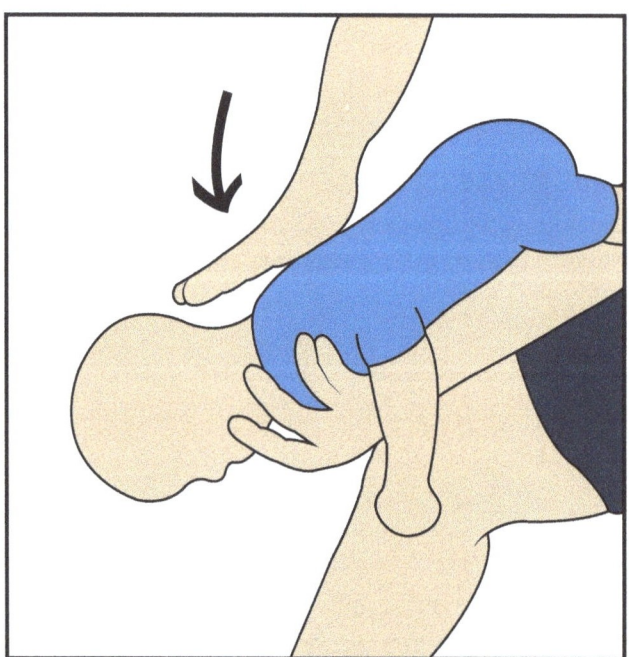

Figura 41. Bebé asfixiado boca abajo sobre rodilla.

B. Asfixia del niño o del adulto:

Envuelva a la víctima con un brazo alrededor de la cintura, forme un puño, coloque el nudillo del pulgar justo por encima del ombligo debajo del esternón, agarre su puño con la otra mano, realice una compresión rápida hacia arriba y hacia adentro con el puño, repita para desalojar el objeto... hasta que el objeto salga, la víctima empiece a respirar, o si la víctima pierda el conocimiento... comience el RCP.

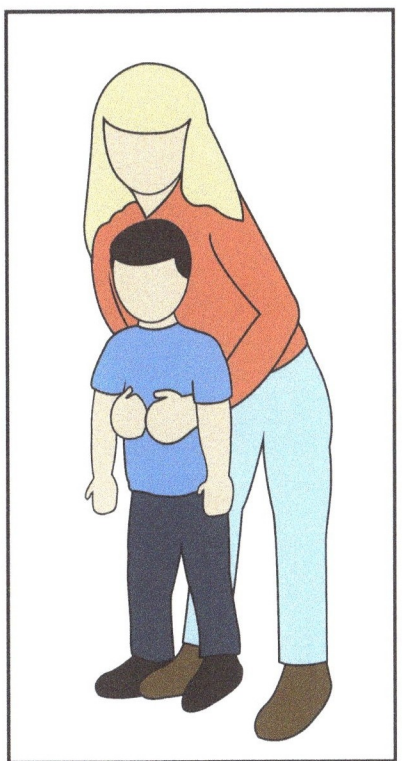

Figura 42. Asfixia de niño o adulto.

16. Intoxicación:

Puede ser ingerido, inyectado o absorbido a través de la piel; (temprano) ver quemaduras o enrojecimiento de labios o boca, aliento con olor a químico, pupilas contraídas o dilatadas; (más tarde) fiebre, náuseas, vómitos, dolor abdominal, diarrea. Beba agua o leche si está consciente, mantenga abiertas las vías respiratorias, llame al número de emergencia del Centro de control de envenenamiento (1-800 222 1222) y al (911) para obtener instrucciones, de ser necesario aplique RCP, transporte inmediatamente al hospital, lleve el recipiente de veneno para su identificación... El monóxido de carbono puede resultar de un motor de automóvil en marcha, fuego de madera, de carbón o carboncillo, o un quemador de aceite defectuoso en un espacio mal ventilado. Los labios, la piel y las uñas pueden tornarse rosado o rojo brillante.

No induzca el vómito si la víctima está en estado comatoso o convulsivo.

(Lleve al aire fresco inmediatamente, comience la RCP, busque ayuda médica de emergencia.)

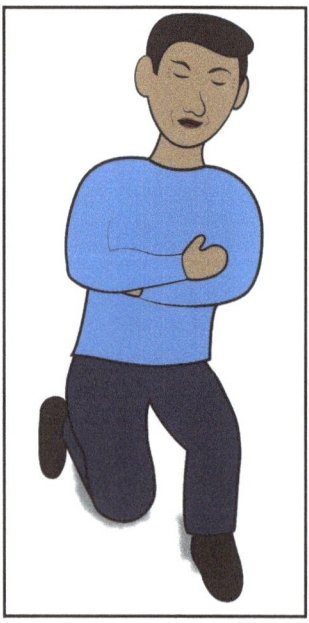

Figura 43. Envenenamiento.

17. Convulsión:

Cefalea inicial, agitación o mirada en blanco, seguido por convulsiones rítmicas, ojos que se voltean... No restrinja ni introduzca nada en la boca, remueva los objetos peligrosos del área, afloje la ropa alrededor del cuello, gire a la víctima hacia el lado izquierdo para facilitar el vómito lejos de los pulmones, controle el pulso y la respiración hasta que se detenga la convulsión. ** Llame para ayuda médica, si es la primera convulsión, si dura más de 2-5 minutos, convulsiones múltiples, si está embarazada, lesión en la cabeza o diabético. Compruebe si lleva brazalete de ID médico con instrucciones.

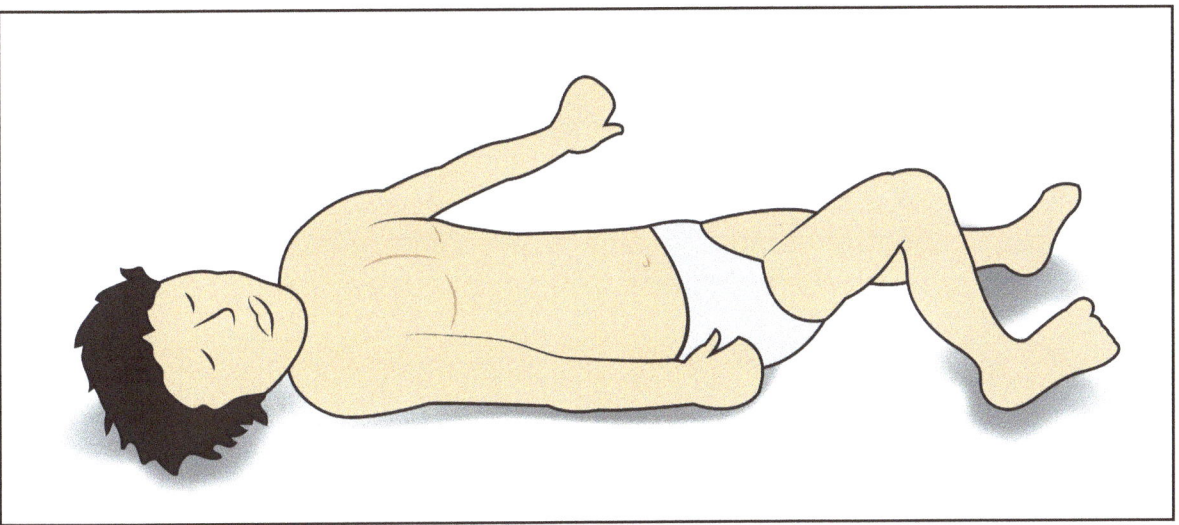

Figura 44. Convulsión.

18. Emergencia diabética:

Síntomas: Boca seca, sed excesiva, debilidad, pulso rápido, la aliento frutal, dolor de estómago, vómitos, no responde puede ser nivel alto de azúcar en la sangre. Si es diabético conocido, * llame al médico personal para obtener instrucciones o llame por ayuda médica.

Síntomas: Dolor de cabeza, agitación, confusión, pulso rápido, piel fría, húmeda, sudoración, temblores, desmayos o convulsiones puede ser niveles bajos de azúcar en la sangre. (Administré 4 onzas de jugo de naranja, o dulce de caramelo, o 2 cucharaditas de azúcar.

En caso de duda, dé azúcar, un nivel bajo de azúcar en la sangre es mortal, azúcar alta no lo es...

19. Accidente cerebrovascular:

(Disminución grave del flujo sanguíneo a una parte vital del cerebro)... debilidad y entumecimiento de un lado de la cara, brazo o pierna, alisamiento del lado de la frente, ceja caída, boca virada, dificultad para hablar, visión borrosa, dolor de cabeza, mareos, confusión, puede perder la conciencia o el control del intestino y la vejiga.

(Revise las vías respiratorias si está inconsciente, coloque a la víctima de lado para dejar escurrir el líquido de la boca,

** llame por ayuda médica inmediatamente, ofrezca tranquilidad y seguridad, controle la respiración y el pulso. Nada de comer o beber hasta que la ayuda llegue).

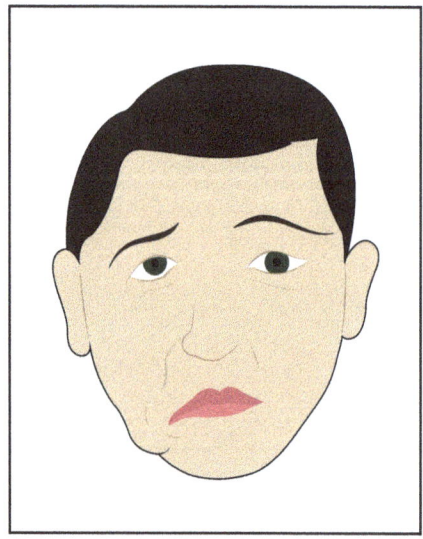

Figura 45. Colapso del rostro por apoplejía.

20. Lesiones en la cabeza, cuello y columna vertebral:

Daños en el hueso y en los tejidos blandos (cerebro y médula espinal), (inmovilizar la cabeza, el cuello y la columna vertebral con estabilización en línea = sostenga la cabeza con ambas manos alinee el cuerpo y apoyé hasta que llegue ayuda).

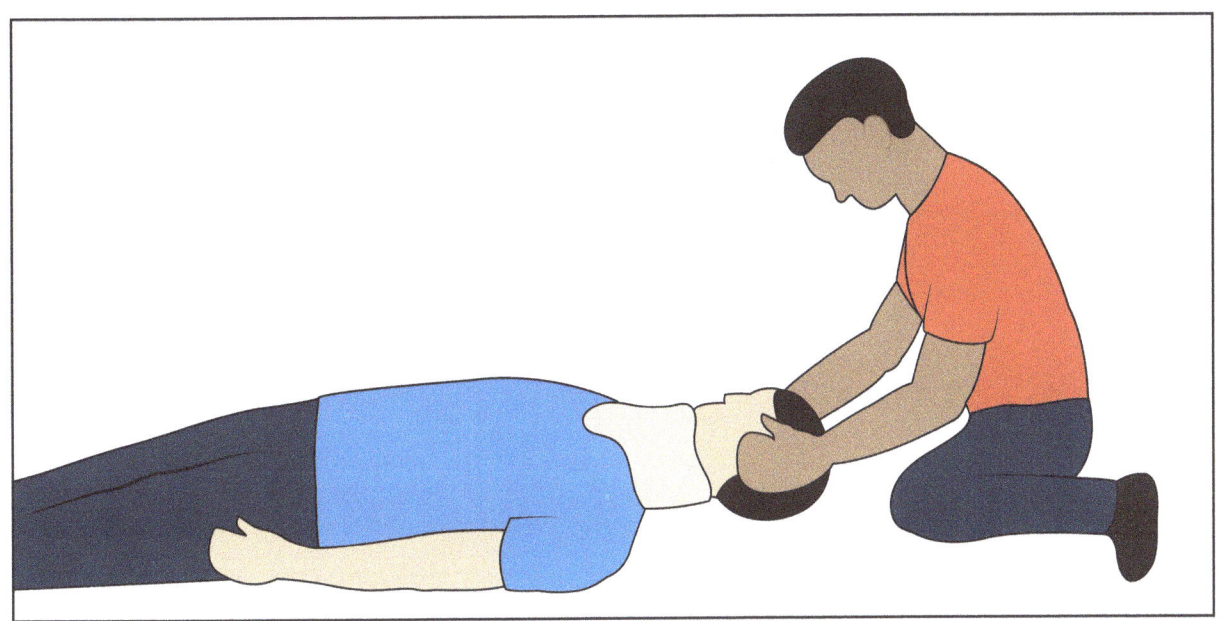

Figura 46. Estabilización de la cabeza.

www.ingramcontent.com/pod-product-compliance
Lightning Source LLC
Chambersburg PA
CBHW041131280526
45792CB00013B/2382